BEI GRIN MACHT SICH IHR WISSEN BEZAHLT

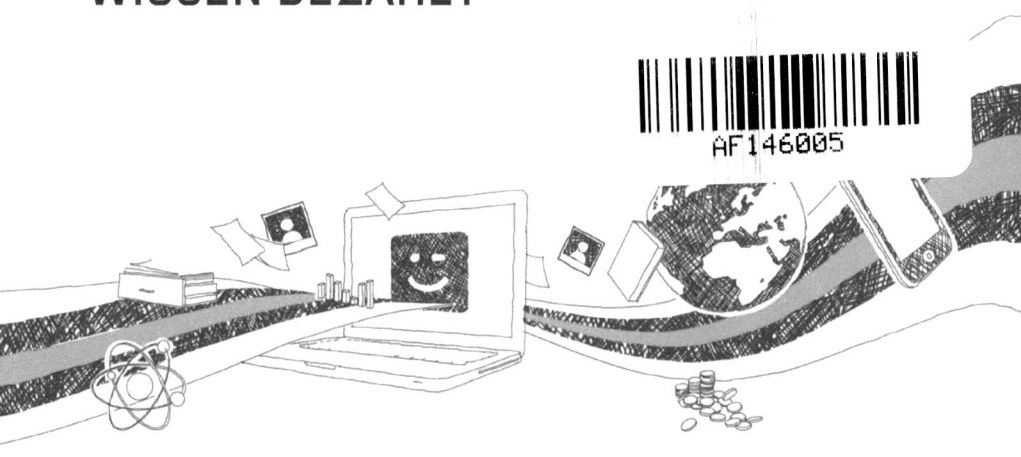

AF146005

- Wir veröffentlichen Ihre Hausarbeit,
  Bachelor- und Masterarbeit

- Ihr eigenes eBook und Buch -
  weltweit in allen wichtigen Shops

- Verdienen Sie an jedem Verkauf

Jetzt bei www.GRIN.com hochladen und kostenlos publizieren

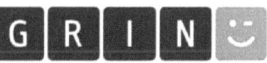

Bibliografische Information der Deutschen Nationalbibliothek:

Die Deutsche Bibliothek verzeichnet diese Publikation in der Deutschen National-
bibliografie; detaillierte bibliografische Daten sind im Internet über http://dnb.d-
nb.de/ abrufbar.

Impressum:

Copyright © 2019 GRIN Verlag
Druck und Bindung: Books on Demand GmbH, Norderstedt Germany
ISBN: 9783668913912

Dieses Buch bei GRIN:

https://www.grin.com/document/461828

Marc Castillon

Wie gefährlich sind Dieselabgase wirklich?

Über Fahrverbote für Diesel-Fahrzeuge

GRIN Verlag

Stickoxide, Feinstaub und Co. –

wie gefährlich sind Dieselabgase wirklich?

1. Einleitung

Der Bestand an Kraftfahrzeugen mit Verbrennungsmotoren steigt weltweit stetig. In den Kraftfahrzeugen sind in der ganz überwiegenden Mehrheit Verbrennungsmotoren verbaut. Aus den ausstoßenden Emissionen bzw. Abgasen resultieren Umweltprobleme. Schadstoffgrenzwerte werden teilweise erheblich überschritten. Eine Umweltvereinigung hatte vor dem Bundesverwaltungsgericht (BVerwG) in Leipzig geklagt, dass der Luftreinhalteplan von grenzwertüberschreitenden Städten einzuhalten und fortzuschreiben sei. Hintergrund ist eine schädliche Wirkung durch die Emissionen der Fahrzeuge mit Verbrennungsmotoren – durch Stickoxide, Feinstaub und andere Schadstoffe.

In diesem Fall hat das Bundesverwaltungsgericht am 27.02.2018 Fahrverbote für Diesel-Fahrzeuge grundsätzlich für zulässig erklärt. In der am 23.06.2018 veröffentlichen Begründung von zwei Urteilen[1][2] zu Diesel-Fahrverboten in Städten hat das BVerwG jedoch den Ausnahmecharakter solcher Verkehrsbeschränkungen unterstrichen. Im Falle der Verhängung von Fahrverboten gelte es, den Grundsatz der Verhältnismäßigkeit zu berücksichtigen. Dies mache eine Abwägung zwischen dem Nutzen des Fahrverbotes sowie den Belastungen für den betroffenen Autofahrer und den Wirtschaftsverkehr im konkreten Fall erforderlich.[3]

Das Gericht wies in seiner Begründung darauf hin, dass Verkehrsverbote nur für einen Bruchteil des Straßennetzes und auch nur beschränkt auf wenige Ballungsräume in Betracht kämen. Für großflächige Fahrverbote, so genannte zonale Verboten, die viele Haupt- und Nebenstraßen betreffen und einschließen und die einen erheblichen Eingriff in die Rechte von Betroffenen darstellen würden, sei die Verhältnismäßigkeit besonders streng zu prüfen. In der gerichtlichen Begründung wurde klargestellt, dass zonale Fahrverbote grundsätzlich nur für Fahrzeuge mit benzinbetriebenem Ottomotor unterhalb der Schadstoffstufe Euro 3 und für Die-

---

[1] Bundesverwaltungsgericht (2018a).
[2] Bundesverwaltungsgericht (2018b).
[3] Köllner (2018).

selfahrzeuge unterhalb der Schadstoffstufe Euro 4 aktuell denkbar seien und für Euro-5-Fahrzeuge frühestens ab dem 01.09.2019 ausgesprochen werden dürfen. Dabei hätten die zuständigen Behörden stets auch die zwischenzeitliche Entwicklung bei den Grenzwertüberschreitungen zu berücksichtigen.[4]

Im Rahmen dieser Hausarbeit sollen die – nachgewiesenen und/oder potentiell möglichen – Wirkungen von Stickoxiden, Feinstaub und anderen von Verbrennungsmotoren emittierten Schadstoffen herausgearbeitet und die gesundheitlichen Folgen von Grenzwertüberschreitungen dieser Schadstoffe diskutiert werden. Auf Basis dieser Erkenntnisse gilt es zu beurteilen, ob Fahrverbote für Diesel-Fahrzeuge sinnvoll sind oder ob und wie wirkungsvoll gegebenenfalls mit anderen Präventivmaßnahmen auf die Belastungen durch von Verbrennungsmotoren emittierten Schadstoffen geantwortet werden kann.

---

[4] Bundesverwaltungsgericht (2018a) und Bundesverwaltungsgericht (2018b).

2. Schädliche Wirkungen von durch Verbrennungsmotoren emittierten Schadstoffen und deren gesundheitliche Folgen

Kraftfahrzeuge mit Verbrennungsmotoren stoßen Emissionen bzw. Abgase aus. Abgase sind zumeist nicht mehr nutzbare Gase, die insbesondere durch die Verbrennung von Kraft- oder Brennstoffen entstehen und beim Kraftfahrzeug über eine Abgasleitung (Auspuff) abgeführt werden.[5] Schadstoffe, wie Stickoxide und Feinstaub, stellen nur einen geringen Teil der gesamten Emissionen eines modernen Verbrennungsmotors dar – etwa 1,1 Prozent beim Ottomotor und 0,2 Prozent beim Dieselmotor. Der Großteil des Abgases besteht aus Stickstoff, Wasser oder Wasserdampf.[6] Dennoch ist es wichtig, dass die vergleichsweise kleinen Mengen an Schadstoffen unschädlich gemacht werden.

Seit 1994 wurden bei den Abgasemissionen bereits große Fortschritte gemacht. Die Grenzwerte für die Schadstoffe Kohlenmonoxid (CO), Kohlenwasserstoff (HC) und Stickoxide (NOx) konnten europaweit drastisch verringert werden. So sanken die Grenzwerte für CO und HC um 95 Prozent und der Grenzwert für NOx um 50 Prozent.[7]

Nach den Angaben des Umweltbundesamtes bestehen in Deutschland derzeit folgende Grenzwerte für Schadstoffemissionen von Personenkraftwagen[8]:

---

[5] Paschotta (2017).
[6] o.V. (2017a).
[7] van Basshysen/ Schafer, S. 458.
[8] Eigene Darstellung; Quelle: Umweltbundesamt Deutschland (2016c).

Schadstoff in g/km		Euro 1 ab	Euro 1 ab		Euro 2 ab	Euro 3 ab	Euro 4 ab	Euro 5 ab	Euro 6 ab
Typprüfung		01.01.1992	-	neue Fzg. Typen	01.01.1996	01.01.2000	01.01.2005	01.01.2009	01.01.2014
Serienprüfung		-	31.12.1992	alle Fahrzeuge	01.01.1997	01.01.2001	01.01.2006	01.01.2011	01.01.2015
Richtlinie/ Verordnung (VO)		91/441/EWG	91/441/EWG		94/12/EG	98/69/EG	98/69/EG		VO EG 715/2007 i.V.m. VO EG 692/2008 und VO EG 459/2012
Benzin:	CO	2,72	3,16		2,2	2,3	1	1	1
	HC+NOx	0,97	1,13		0,5	-	-	-	-
	THC	-	-		-	0,2	0,1	0,1	0,1
	NOx	-	-		-	0,15	0,08	0,06	0,06
	Partikel- masse (PM)	-	-		-	-	-	0,0045	0,0045
	Partikelanzahl (PN) (in Anzahl/km)	-	-		-	-	-	-	$6,0x10$
	NMHC	-	-		-	-	-	0,068	0,068
Diesel:	CO	2,72	3,16		1	0,64	0,5	0,5	0,5
	HC+NOx/ THC+Nox (ab Euro 5)	0,97	1,13		0,7/0,9	0,56	0,3	0,23	0,17
	NOx	-	-		-	0,5	0,25	0,18	0,08
	Partikel- masse (PM)	0,14	0,18		0,08/0,10	0,05	0,025	0,0045	0,0045
	Partikelanzahl (PN) (in Anzahl/km)	-	-		-	-	-	$6,0x10$	$6,0x10$

Werden diese Grenzwerte eingehalten, wird davon ausgegangen, dass eine akute oder chronische Schädigung der Gesundheit nicht zu erwarten, wobei jedoch zur Festlegung der Grenzwerte auf epidemiologische Abgas-Studien zurückgegriffen wird. Dieser Ansatz ist nicht unumstritten, da die Grenzwerte bestimmter Schadstoffe nicht experimentell ermittelt sondern indirekt abgeleitet werden.[9]

Nachfolgend wird die Spannbreite der für den Menschen und/oder die Umwelt gefährlichen Schadstoffe, die in Verbrennungsabgasen enthalten sein können, dezidiert herausgearbeitet und die gesundheitlichen Folgen einer Belastung mit dem jeweiligen Schadstoff bei Überschreitung der Grenzwerte dargestellt:

a) Kohlendioxid (CO2)

Kohlendioxid (CO2) entsteht bei der Verbrennung von kohlenstoffhaltigen Stoffen und ist natürlicher Bestandteil der Erdatmosphäre, allerdings nur in einer sehr geringen Menge.[10] In fast sämtlichen Fällen enthalten Autoabgase das klimaschädliche Gas Kohlendioxid (CO2), da fast alle Brenn- und Kraftstoffe, wie Diesel oder Benzin, Kohlenstoff enthalten. Diese Kohlenstoff-Atome (C) verbinden sich mit je zwei Sauerstoffatomen (O) aus der Luft. CO2 ist kein unmittelbarer Schadstoff, wird aber als Treibhausgas angesehen.[11] Die Wissenschaft ist sich mehrheit-

---

[9] Seilnacht (2017).
[10] Assayesch (2018).
[11] o.V. (2015).

lich sicher, dass Kohlendioxid zur Erwärmung der Erde beiträgt und den Treib-hauseffekt mitverantwortet. Der Begriff Treibhauseffekt besagt, dass die Erdat-mosphäre „wie ein Glashaus mehr Sonneneinstrahlung hinein lässt, als sie reflek-tierte Strahlung heraus lässt"[12]. Dies bewirkt einen globalen Temperaturanstieg, der sich jedoch nicht auf der ganzen Welt gleich auswirkt.[13] Die Reduktion von CO2 kann also einen Beitrag zum Klimaschutz leisten.[14]

Hinsichtlich der CO2-Ausstoßwerte weisen Diesel-Motoren eine bessere Bilanz auf als Benzin-Motoren. Zwar entsteht bei der Verbrennung pro Liter Diesel mehr CO2 als beim Benziner, jedoch hebt ein in der Regel geringerer Verbrauch diese Wirkung zugunsten der Dieselmotoren wieder auf.[15] Das klimaschädliche CO2-Gas ist in diesem Fall sogar das gewünschte Verbrennungsprodukt; denn das al-ternativ entstehende Gas Kohlenmonoxid (CO) ist für den menschlichen Orga-nismus erheblich schädlicher.[16]

Gesundheitliche Folgen der Belastung durch Kohlendioxid:

Der Ausstoß von CO2 ist zunächst eine Gefahr für das Klima, da Kohlendioxid zur Erderwärmung beiträgt. Ob CO2 über die dargestellte Klimaschädigung hin-ausgehend auch eine Umweltschädigung, sprich eine gesundheitliche Gefahr für Mensch und Tier, (mit-)verursacht, ist umstritten. Borgeest u.a. verneint dies[17], andere Autoren und Umweltorganisationen bejahen diesen Zusammenhang.[18] Ihnen zu Folge stellt Kohlendioxid nicht nur eine klimatische Gefahr, sondern – wenn auch nicht primär, so doch sekundär – auch eine gesundheitliche Gefahr für den menschlichen Organismus dar.[19] Denn Studien zu Folge zerstört CO2 wichti-ge Nährstoffe in Pflanzen wie etwa im Weizen, Soja, Reis und Erbsen. Demzufol-ge hat Kohlendioxid insbesondere negative Auswirkungen auf den pflanzlichen Eisen-, Zink- und Proteingehalt. Diese Nährstoffverringerung stellt mittelbar eine Gesundheitsgefahr für den Menschen dar – nicht kurzfristig, jedoch als langfristi-ge Folge. Denn ein Mangel an Eisen führt beim Menschen unter anderem zu einer

---

[12] Borgeest (2017), S. 7.
[13] Zentralanstalt für Meteorologie und Geodynamik (2014), S. 38.
[14] Borgeest (2017), S. 6.
[15] o.V. (2015).
[16] Paschotta (2017).
[17] Borgeest (2017), S. 8.
[18] Assayesch (2018).

höheren Anfälligkeit für Infekte. Ein Mangel an Zink, das selbst nicht vom Körper hergestellt werden kann, wiederum verlangsamt die Wundheilung und schwächt die Abwehrkräfte des Immunsystems.[20]

b) Kohlenmonoxid (CO)

Bei unvollständiger Verbrennung von kohlenstoffhaltigem Sprit kann Kohlenmonoxid (CO) anstelle von Kohlendioxid entstehen. CO ist für den Menschen gefährlicher als CO2, denn Kohlenmonoxid ist ein starkes Atemgift. Es entsteht, sobald bei der Spritverbrennung zu wenig Sauerstoff vorhanden ist und es an O-Atomen fehlt.[21] Der Pkw-Verkehr ist mit Abstand die größte CO-Quelle in Deutschland[22], wobei seit Einführung von Abgaskatalysatoren die Kohlenmonoxid-Emissionen vergleichsweise gut beherrschbar sind – eine Vielzahl von Umweltmessstationen zeichnen CO in Deutschland gar nicht mehr auf.[23] Bei Ottomotoren entwickelt sich CO insbesondere vor allem im Leerlauf und beim Betrieb mit noch nicht erreichter Betriebstemperatur.[24]

Die Gefährlichkeit des farb-, geruchs- und geschmacklosen CO-Gases für den menschlichen Organismus resultiert aus dem Umstand, dass CO bei der Einatmung die Sauerstoffaufnahme im Blut, das heißt die Bindung von Sauerstoff an die roten Blutkörperchen, unterbindet und in höheren Konzentrationen zum Tod führt.[25]

Gesundheitliche Folgen der Belastung durch Kohlenmonoxid:
Da Kohlenmonoxid schwerer ist als Luft, reichert es sich vor allem in Bodennähe an. Gerade in geschlossenen Räumen wird CO zu einer Gefahr. Höhere CO-Konzentrationen treten u.a. häufig in Parkhäusern auf.
Gesunde Erwachsene vertragen bis zu 50 ppm (parts per million) über eine längere Zeitdauer. Bei Kindern und kranken Menschen können dagegen bereits bei dieser

---

[19] Assayesch (2018).
[20] Assayesch (2018).
[21] o.V. (2015).
[22] Assayesch (2018).
[23] Borgeest (2017), S. 7-8.
[24] Paschotta (2017).
[25] o.V. (2015).

Dosis Probleme auftreten.[26] Auch alte Menschen, Herzpatienten und Ungeborene im Mutterleib reagieren besonders empfindlich auf Kohlenmonoxid.[27] Unter anderem weisen Verkehrspolizisten im Blut messbare Kohlenstoffmonoxid-Gehalte auf. Bereits das Einatmen nur geringer Dosen CO kann langfristig zu chronischen Erkrankungen am Herzen und an den Nerven führen.[28] Steigt die Konzentration von Kohlenmonoxid in der Luft können u.a. erkältungsähnliche Symptome auftreten. Eine Dosis im Bereich von 150 bis 300 ppm CO kann Übelkeit, Schwindel und Erbrechen verursachen, ab 400 ppm kommt es zu Bewusstlosigkeit bis hin zu Hirnschäden und eintretendem Tod. Der Erstickungstod tritt innerhalb von ein bis zwei Minuten ein, sobald eine Konzentration von 1,28 Prozent Kohlenmonoxid in der Atemluft besteht.[29] In Deutschland vergiften sich Schätzungen zu Folge ca. 3.000 Menschen jedes Jahr an Kohlenmonoxid – ein Drittel davon endet mit Todesfolge.[30]

c) Stickoxide (NOx)

Stickoxide werden mit NOx abgekürzt, da mehrere Verbindungen mit einer unterschiedlichen Anzahl von Atomen möglich sind: Stickstoffmonoxid (NO), Stickstoffdioxid (NO2), Distickstoffmonoxid, (N2O), Distickstofftrioxid (N2O3) usw.[31] Stickoxide entstehen aus dem Stickstoff und Sauerstoff der zugeführten Verbrennungsluft.[32] Im Verbrennungsmotor – betroffen sind vor allem Dieselmotoren und in geringerem Maße auch Ottomotoren mit Direkteinspritzung – werden Stickoxide durch Oxidation vor allem produziert, wenn hohe Verbrennungstemperaturen, ein Luftüberschuss und eine schnelle Abkühlung der Abgase zusammentreffen. In diesen Fällen verbindet sich durch Oxidation der ursprünglich ungefährliche, in der Luft enthaltene Stickstoff mit dem Sauerstoff vor allem zu Stickstoffmonoxid (NO) oder Stickstoffdioxid (NO2)[33]:

- Stickstoffmonoxid (NO) ist ein kurzlebiges Blutgift und es oxidiert bei nicht zu hohen Temperaturen im Abgastrakt oder in der Luft größtenteils zu Stick-

---

[26] o.V. (2017a).
[27] Assayesch (2018).
[28] Seilnacht (2017).
[29] o.V. (2017a).
[30] Assayesch (2018).
[31] o.V. (2017a).
[32] Paschotta (2017).

stoffdioxid (NO2).[34] Stickstoffmonoxid riecht stechend und reizt die Atemwege. Zudem trägt es zum sauren Regen bei und im Sommer katalysiert NO die Bildung des atmosphärischen Ozons (O3) – eines weiteren starken Reizgases.[35]

- Stickstoffdioxid (NO2) dagegen kann in der Atmosphäre mit anderen Luftbestandteilen zu Peroxyacetylnitrat (PAN) reagieren. PAN hat einerseits eine Reizwirkung auf den Organismus und erzeugt anderseits einen Treibhauseffekt. Darüber hinaus ist PAN eine eher langfristige Speicherform, die es dem Stickstoffdioxid ermöglicht, in gebundener weite Strecken zu überwinden.[36]

Die Stickoxide tragen dabei zur Ozon- und Smog-Bildung bei[37] und sind zudem giftig. Werden Stickoxide etwa in Wasser gelöst oder kommen mit Nebel in Berührung, bilden sich aggressive Säuren, die eben die Schleimhäute reizen und teilweise zu Lungenschäden führen können.[38]

Einzige Ausnahme bildet hier das Stickoxid Distickstoffmonoxid (N2O) – auch bekannt als Lachgas – dieses ist nicht giftig. N2O wird zwar nur in sehr geringen Spuren freigesetzt,[39] ist jedoch ein Treibhausgas und schädigt die schützende Ozonschicht in der höheren Atmosphäre. Distickstoffmonoxid hat also zumindest eine das Klima schädigende Wirkung.[40]

Hauptemittent von Stickoxiden ist der Dieselmotor. Aufgrund des technisch bedingten Luftüberschusses und der hohen Temperaturen im Dieselmotor entstehen bei dieser Motorenart mehr Stickoxide als etwa im Benzinmotor. Bei den Kraftfahrzeugen mit Benzinmotoren besteht jedoch ein Trend zu Turbos und generell zu einer hohen Verdichtung. Die daraus resultierenden höheren Verbrennungstemperaturen haben zur Folge, dass auch bei Benzinern die NOx-Werte steigen.[41]

---

[33] Borgeest (2017), S. 7; o.V. (2017a); Paschotta (2017).
[34] Kolar (1990), S. 44.
[35] Borgeest (2017), S. 7.
[36] Borgeest (2017), S. 7.
[37] o.V. (2015).
[38] o.V. (2017a); Paschotta (2017).
[39] Borgeest (2017), S. 7.
[40] o.V. (2017a).
[41] o.V. (2015).

Gesundheitliche Folgen der Belastung durch Stickoxide:

Eine Belastung durch Stickoxide hat vielfältige gesundheitliche Auswirkungen. So erkranken nach Angaben der Weltgesundheitsorganisation (WHO) Kinder, die an Stickoxid-belasteten Straßen ansässig sind, mit höherer Wahrscheinlichkeit an Asthma. Auch Erwachsene bekommen an verkehrsreichen Straßen, an denen die Stickoxid-Grenzwerte überschritten werden, häufiger eine Lungen- oder Herz-Kreislauferkrankung als jemand, der im Grünen wohnt.[42]

Die Stickoxide NO und NO2 reizen die Schleimhäute der Augen und die Atemwege, sie dringen in die Lunge ein und verengen Bronchien und Blutgefäße. Ebenso können Stickoxide Entzündungen auslösen.[43] Bei einer Konzentration von 1-13 ppm NO2 treten je nach Empfindlichkeit der Person bereits Reizungen an den Schleimhäuten der Atemwege auf, ab 10 ppm werden die Augen gereizt und 100 ppm NO2 in der Atemluft wirken binnen Stundenfrist tödlich. Eine akute Vergiftung durch Einatmen von NO2 beginnt mit Schwindel und Kopfschmerzen. Ein entstehendes Lungenödem kann nach Tagen zum Tod führen. Eine chronische Wirkung auf die Atemwege ist bereits ab einer Dosis von 1 ppm dokumentiert.[44]

In der Wissenschaft wird darüber hinaus diskutiert, ob das Stickoxid NO auch Einfluss auf die Bildung und das Wachstum von Krebszellen hat.[45] Zudem konnte in einer Studie nachgewiesen werden, dass ein kurzer, schneller Anstieg der Stickoxid-Konzentration das Risiko eines Herzinfarkts erhöht. Bereits eine Stickoxid-Erhöhung von 20 µg/m³ steigert das Herzinfarkt-Risiko um 50 Prozent.[46]

Eine Studie der Organisation Environmental Health Analytics (LLC)[47], die elf große Fahrzeugmärkte auf Basis von offiziellen Angaben und diversen Untersuchungen analysiert und die Gesundheitsschäden anschließend anhand von Modellen hochgerechnet hat, quantifiziert die Auswirkungen von überhöhten Stickoxid-Emissionen auf die Gesundheit des Menschen: Demzufolge sind im Jahr 2015 ca. 107.600 Todesfälle weltweit auf Stickoxide zurückzuführen. Allein 38.000 Todesfälle gingen dabei auf eine Überschreitung der Abgasgrenzwerte zurück, von de-

---

[42] Saar (2018); o.V. (2018a).
[43] Assayesch (2018).
[44] Seilnacht (2017).
[45] Bonavida (2010), S. 132.
[46] Assayesch (2018).
[47] Anenberg (2017).

nen rechnerisch wiederum 11.400 Todesfälle in der Europäischen Union aufgetreten sind.[48]

d) Flüchtige organische Verbindungen, ohne Methan (NMVOC)
Flüchtige Organische Verbindungen werden unter anderem durch unvollständige Verbrennungsvorgänge freigesetzt.[49] Abgase, z.B. von Ottomotoren, enthalten immer etwas unverbranntes Benzin, sprich damit unverbrannte Kohlenwasserstoffe (HC).[50] Kohlenwasserstoffe sind chemische Verbindungen, die nur aus Kohlenstoff (C) und Wasserstoff (H) bestehen. Unvollständig verbrannte Kraftstoffreste sind typisch für 2-Takt-Motoren, z.b. bei Scootern und Mopeds, da diese oftmals kein Injektionssystem aufweisen. In einem geringeren Ausmaß betrifft dieses Phänomen aber auch 4-Takt-Motoren.[51] Dank der Einführung der Katalysatoren ist die Konzentration dieser Stoffe seit 1980 stark zurückgegangen. Seither stagnieren jedoch die Werte, da die Anzahl der Motorroller explosionsartig zugenommen hat.[52]

Gesundheitliche Folgen der Belastung durch Kohlenwasserstoffe:
Einige Kohlenwasserstoff-Verbindungen sind giftig oder sogar krebserregend – so sind beispielsweise Benzol und Toluol stark gesundheitsgefährdend. Darüber hinaus trägt HC zur Smog-Bildung bei.[53] Unter Einfluss von Sonnenlicht reagieren Kohlenwasserstoffe auch mit den vorgenannten Stickstoffoxiden – zusammen bilden diese Ozon. Ozon wiederum ist ein Oxidationsmittel und in den unteren Schichten der Atmosphäre ein gefährlicher Schadstoff, da Ozon die Schleimhäute (Atemwege/Augen) reizt oder Kopfschmerzen und Übelkeit auslöst.[54] Die Folgen sind nicht unmittelbar einer Krankheit zuzuordnen, können aber mit dauerhaftem Bestehen zu chronischen Erkrankungen führen.[55] Zudem gilt Ozon seit 1995 als so genannter „begründet krebsverdächtiger Stoff".[56]

[48] o.V. (2017b).
[49] Umweltbundesamt Österreich (2018), S. 1.
[50] Borgeest (2017), S. 7-8.
[51] Paschotta (2017).
[52] o.V. (o.J.).
[53] Paschotta (2017).
[54] o.V. (2017a).
[55] Assayesch (2018).
[56] o.V. (2017a).

e) Partikelemissionen / Feinstaub (PM)

Verbrennungsmotoren produzieren darüber hinaus Partikelemissionen – vor allem Rußteilchen. Ruß entsteht, sobald bei der Verbrennung lokal zu wenig Sauerstoff oder im Umkehrschluss zu viel Kraftstoff vorhanden ist.[57]

Aus dem Gemisch fester und flüssiger Ammonium-, Nitrat-, und Sulfat-Salze sowie aus Metallen und ihren Oxiden[58] besteht der Feinstaub, der sich je nach Größe in unterschiedliche Klassen einteilen lässt:

- Partikel mit einem max. Durchmesser von 10 μm (PM10),
- Partikel mit einem Durchmesser kleiner 2,5 μm (PM2,5),
- Partikel ultrafein, mit einem Durchmesser kleiner 0,1 μm.[59]

Diverse Partikelemissionen bzw. Feinstaub wirken gesundheitsschädlich. Die Auswirkung der gesundheitlichen Schädigungen ist dabei von der Größe und der Form der Partikel, deren chemische Zusammensetzung und den auf der Oberfläche anhaftenden Schadstoffe abhängig.[60] Je geringer die Größe, umso größer das Gesundheitsrisiko. Feine Partikel können tiefer in die Atemwege eindringen, dort länger verbleiben und die Lunge nachhaltig schädigen.[61]

Durch die Verbrennung im Verbrennungsmotor können beispielsweise Sulfatpartikel entstehen.[62] Die Sulfatteilchen, wie beispielsweise das primäre Sulfat (SO4), gehören für den Menschen zu den besonders gefährlichen Partikeln, da sie kleiner als 1,5 μm sind. Gelangen diese Sulfatpartikel in die Lungen, werden sie nicht wie größere Staubteilchen beim Atmen aus dem Körper transportiert, sondern verbleiben länger im Körper.[63] Erschwerend kommt hinzu, dass Sulfatpartikel lange Zeit in der Atmosphäre verweilen und zudem viele hundert Kilometer zurücklegen können.[64] Sind zudem an den Partikeln giftige Kohlenwasserstoffe angelagert, so wirkt der Feinstaub noch schädlicher.[65]

Als Feinstaubsünder ist vor allem die Auto- und Schiffsindustrie bekannt. Insbesondere beim Dieselmotor muss der Kraftstoff in die heiße, komprimierte Luft

---

[57] o.V. (2015).
[58] Seilnacht (2017).
[59] Umweltbundesamt Deutschland (2016a).
[60] Umweltbundesamt Deutschland (2016b); Umweltbundesamt Deutschland (2017a).
[61] Umweltbundesamt Deutschland (2017b).
[62] Paschotta (2017).
[63] o.V. (2008).
[64] Umweltbundesamt Österreich (2018).
[65] Paschotta (2017).

eingespritzt werden und sich in sehr kurzer Zeit relativ gleichmäßig verteilen. Misslingt dies, werden einzelne Tropfen nicht vollständig verbrannt und die rußigen Partikel entstehen.[66] Bei 4-Takt-Motoren bestehen die Partikel aus Ruß (Kohlenstoff), auf dessen poröser Oberfläche polyzyklische aromatische Kohlenwasserstoffe (PAK) mit mehreren Benzolringen, z.b. Benzopyren, angelagert sind. Der Kohlenstoffanteil eines Rußpartikels selbst ist unschädlich, jedoch sind PAK hochgradig krebserregend. Auch bei den 2-Takt-Motoren der Motorroller werden Partikel erzeugt, die in der Zusammensetzung zwar eher feiner, nicht jedoch minder schädlich sind. Grund sind die hohen Mengen an monozyklischen aromatischen Kohlenwasserstoffen, die im Gegensatz zu PAK nur einen Benzolring, z.b. die oben genannten Aromaten Benzol oder Toluol, enthalten.[67] Benzinmotoren sind in Summe weniger von der Partikelbildung betroffen. Da jedoch bei den Kraftfahrzeugen mit Benzinmotoren die Industrie zunehmend auf eine Direkteinspritzung setzt, verursachen insbesondere Benzinmotoren die besonders gefährlichen ultrafeinen Partikel – zum Teil stoßen diese sogar drei- bis zehnmal so viele ultrafeinen Partikel aus wie Dieselmotoren.[68]

Gesundheitliche Folgen der Belastung durch Partikel:
Nach Angaben der Weltgesundheitsorganisation (WHO) erkranken Kinder, die an Stickoxid-belasteten Straßen ansässig sind, mit höherer Wahrscheinlichkeit an Asthma. Auch Erwachsene bekommen an verkehrsreichen Straßen, an denen die Stickoxid-Grenzwerte überschritten werden, häufiger eine Lungen- oder Herz-Kreislauf-Erkrankung als jemand, der in ländlicher Umgebung wohnt.[69] Studien haben nachgewiesen, dass aus einer Feinstaubbelastung auch ein erhöhtes Risiko für Herzinfarkte resultiert.[70]

Grundsätzlich lässt sich wie folgt konstatieren: Je höher die Feinstaubkonzentration an einem Ort ist, desto mehr Fälle von Atemwegserkrankungen, Herzleiden und Schlaganfällen hat dies zur Folge.[71] Und: Je kleiner ein Feinstaubpartikel ist, umso gefährlicher ist dieser für den Menschen, da er sich leichter in der Lunge

---

[66] o.V. (2015).
[67] Borgeest (2017), S. 6-7.
[68] o.V. (2015).
[69] o.V. (2018a).
[70] Cesaroni (2014).

ablagert und eine Filterung schwieriger ist. Ultrafeine Partikel (Ø < 0,1 μm) gera-
ten sogar über die Lungenbläschen – der Ort an dem der Austausch der Atemgase
zwischen den ausgefüllten Hohlräumen und dem Blut in den Lungenkapillaren
erfolgt – in die Blutlaufbahn und lösen dort Entzündungen aus, die auch das
Wachstum von Karzinomen begünstigen.[72] Zudem haften an der Oberfläche der
Feinstaubpartikel oft krebserregende Substanzen, die unter anderem zu Lungenkrebs führen können. Dies wurde in einer in 17 Ländern Europas durchgeführten
großen Studie 2013 aufgezeigt.[73]

In einer anderen, chinesischen Studie – in der Studentenwohnheime in Schanghai
mit Luftreinigern für Feinstaub ausgestattet wurden und anschließend über den
gleichen Zeitraum ohne Filter auskommen mussten – konnte über die vergleichend
durchgeführten Blutwertuntersuchungen nachgewiesen werden, dass Personen, die
ohne gereinigte Luft auskommen müssen, eine signifikante Verschlechterung bei
den Werten von Blutzucker, Blutdruck und Stresshormonen sowie ein erhöhtes
Thromboserisiko aufweisen.[74]

Die gesundheitlichen Folgen von Feinstaub sind mithin erheblich und Vertreter
der Umweltmedizin würdigen die Auswirkungen entsprechend: „Sowohl der Feinstaub als auch […] Stickoxide wirken auf […] [die] Gesundheit. […] Sollte man
sie gegeneinander aufwiegen, würde ich sagen, dass Feinstaub ungefähr fünf Mal
so gefährlich ist wie Stickoxide."[75] Nach behördlichen Einschätzungen sind in
Deutschland „im Zeitraum von 2007 bis 2015 im Mittel jährlich etwa 44.900 vor-
zeitige Todesfälle durch Feinstaub verursacht" worden.[76] Das Umweltbundesamt
schätzt gar, dass „bei Erwachsenen über 30 Jahren etwa 11 bis 14 Prozent aller
Todesfälle die auf kardiopulmonale Erkrankungen zurückgehen und etwa 16 bis
20 Prozent aller Todesfälle, die in Folge von Lungenkrebs eintreten, ursächlich
auf den Faktor Feinstaub zurückzuführen sind.[77]

Neben den dargestellten gesundheitlichen Auswirkungen hat der Feinstaub, insbesondere die Partikel aus Dieselmotoren, aber auch einen nachteiligen Einfluss auf

[71] Umweltbundesamt Deutschland (2017d).
[72] Assayesch (2018).
[73] Raaschou-Nielsen u.a. (2013).
[74] Assayesch (2018).
[75] Peters, Annette (Umweltmedizinerin, Helmhotz Zentrum), zitiert nach: Assayesch (2018).
[76] Umweltbundesamt Deutschland (2017c).
[77] Umweltbundesamt Deutschland (2017c).

den Klimawandel. Der Umfang dieses negativen Einflusses wird – insbesondere auch im Verhältnis zum CO2 – derzeit durch die Wissenschaft noch erforscht.[78]

f) Schwefeloxide (SOx)

Der Schwefelgehalt von Brennstoffen führt ebenfalls zur Bildung von Abgasgiften wie Schwefeldioxid (SO2), Schwefeltrioxid (SO3) und in Verbindung mit Wasser zu Schwefelsäure und schwefliger Säure. Der heute verwendete Kraftstoff ist jedoch weitgehend schwefelarm, so dass nur noch sehr geringe Mengen an Schwefeloxide entstehen. Für Schwefeloxide existieren keine Abgasgrenzwerte, stattdessen ist der Schwefelgehalt von Kraftstoffen gesetzlich reglementiert.[79]

<u>Gesundheitliche Folgen der Belastung durch Schwefeloxide:</u>
Schwefeloxide reizen beim Menschen die Atemwege. Bereits geringe SOx-Konzentrationen von 0,04 Volumen-Prozent in der Luft können Husten, Atemnot oder eine Entzündung der Atemwege und der Schleimhäute verursachen.[80] Darüber hinaus tragen SOx, die sich in der Luftfeuchtigkeit zu schwefliger Säure lösen, zum sauren Regen bei oder greifen Bauwerke aus Naturstein an.[81]

g) Aldehyde (R-COH)

Durch die unvollständige Verbrennung von Kraftstoff entstehen neben den oben dargestellten HC auch sauerstoffhaltige Kohlenwasserstoffe, die so genannten Aldehyde (R-COH) – hier ist vor allem Formaldehyd (CH2O) zu nennen.[82] Für Aldehyde existieren in Deutschland keine Abgasgrenzwerte.[83]

<u>Gesundheitliche Folgen der Belastung durch Aldehyde:</u>
Die oft stark riechenden Aldehyde können sich unterschiedlich auf die Gesundheit auswirken, allerdings wesentlich schwächer als andere oben genannte Schadstoffe im Abgas.[84]

---

[78] Borgeest (2017), S. 6-7.
[79] Borgeest (2017), S. 7-8.
[80] Seilnacht (2017).
[81] Borgeest (2017), S. 7-8.
[82] Klingenberg (1995).
[83] Borgeest (2017), S. 8.
[84] Borgeest (2017), S. 8.

h) Ammoniak (NH3)

Neben den vorgenannten Stoffen entstehen weitere Abgasgifte wie Ammoniak (NH$_3$).

<u>Gesundheitliche Folgen der Belastung durch Ammoniak:</u>

Ammoniak ist ein stark stechend riechendes, farbloses, wasserlösliches giftiges Gas, das zu Tränen reizen und in hoher Konzentration auch erstickend wirken kann.[85]

---

[85] o.V. (2018b).

3. Sinnhaftigkeit von Fahrverboten für Diesel-Fahrzeuge

Angesichts drohender Fahrverbote für Diesel-Autos ist die Sinnhaftigkeit dieser Maßnahme zu beurteilen. Die vom Bundesverwaltungsgericht grundsätzlich erlaubten, wenn auch mit Hürden verbundenen Fahrverbote in Düsseldorf und Stuttgart betreffen zunächst ältere Diesel-Fahrzeuge, vor allem Fahrzeuge mit der Abgasnorm Euro 4 und darunter.

In Deutschland gibt es ca.

- 2,6 Millionen Diesel-Pkw mit Abgasnorm Euro 6,
- 5,9 Millionen Diesel-Pkw mit Abgasnorm Euro 5,
- 3,4 Millionen Diesel-Pkw mit Abgasnorm Euro 4,
- 1,2 Millionen Diesel-Pkw mit Abgasnorm Euro 3,
- 0,9 Millionen Diesel-Pkw mit Abgasnormen Euro 2 und 1.[86]

Nur Fahrverbote für Diesel-Fahrzeuge mit den Abgasnormen Euro 1 bis 4 auszusprechen, befriedigt im Hinblick auf die Schadstoffbelastung in den deutschen Städten allein wenig und dürfte auch nur einen Teileffekt zur Folge haben. Diesel-Fahrzeuge mit der Abgasnorm Euro 4 sind deutlich seltener auf den Straßen anzutreffen und tragen auch nicht die Hauptverantwortung für die hohen NOx-Werte.[87] Denn erstaunlicherweise tragen neuere Diesel-Fahrzeuge mit der Abgasnorm Euro 5 einen höheren Beitrag zu den hohen Stickoxid- und sonstigen Schadstoffbelastungen bei. Von Ihnen gibt es einerseits deutlich mehr Fahrzeuge als Diesel-Fahrzeuge mit der Abgasnorm Euro 4. Und ein Euro-5-Diesel stößt aufgrund der Kraftstoffverbrennung bei deutlich höheren Temperaturen durchschnittlich 906 mg NOx / km aus (NOx-Grenzwert: 180 mg / km), was eine Grenzwertüberschreitung von 403 Prozent bedeutet. Selbst noch moderne Diesel-Fahrzeuge, Pkw mit der Abgasnorm Euro 6, übertreffen mit durchschnittlich 507 mg NOx / km (NOx-Grenzwert: 80 mg / km) den Grenzwert um 534 Prozent. Der Euro-4-Diesel dagegen überschreitet aufgrund der Kraftstoffverbrennung bei niedrigeren Temperaturen zwar ebenfalls mit durchschnittlich 674 mg NOx / km den Grenzwert (NOx-Grenzwert: 250 mg / km), jedoch „nur" um 170 Prozent.[88] Damit sind Euro-4-

---

[86] Nefzger (2018).
[87] Nefzger (2018).
[88] Umweltbundesamt (2017e).

Diesel sowohl rechnerisch besser, als auch durchschnittlich tatsächlich sauberer als Diesel-Pkw mit der Abgasnorm Euro 5.[89] Obwohl also die Diesel-Pkw mit der Abgasnorm Euro 4 nicht an erster Stelle für die Stickoxid-Problematik verantwortlich sind, treffen die Fahrverbote diese Fahrzeuge zuerst. Allerdings muss an dieser Stelle auch konstatiert werden, dass ältere Dieselfahrzeuge mit der Abgasnorm Euro 4 oder tiefer tatsächlich eine höhere Belastung durch CO_2 und Feinstaub verantworten als etwa Diesel-Pkw mit den Abgasnormen Euro 5 oder 6.[90]

Es kann sich also der Meinung der Deutschen Umwelthilfe (DUH) angeschlossen werden, wonach es zwar gegebenenfalls bessere Reihenfolgen für Fahrverbote bestimmter Diesel-Fahrzeuge gäbe, sich aber durch den Ausschluss von zunächst Diesel-Fahrzeugen mit der Abgasnorm Euro 4 die Luftqualität in den Städten teilweise verbessern ließe.[91] Grundsätzlich problematisch ist jedoch, dass bei der Sperrung einer bestimmten Strecke für ältere Diesel-Pkw, die betroffenen Pkw voraussichtlich auf alternative Strecken ausweichen werden. Dies bedeutet in der Folge, dass auf diesen, nicht selten ebenfalls bereits hoch mit Schadstoffen belasteten, aber noch innerhalb der Grenzwerte sich befindlichen Straßen ebenfalls Fahrverbote drohen. Eine Art Kettenreaktion von Straßensperrungen für betroffene Diesel-Fahrzeuge ist mithin denkbar.[92]

---

[89] Nefzger (2018).
[90] Nefzger (2018).
[91] Resch, Jürgen (DUH-Geschäftsführer), zitiert nach: Nefzger (2018).
[92] Meinke (2018).

4. Möglichkeiten und Bewertung anderer Präventivmaßnahmen

Vor diesem Hintergrund sind die Möglichkeiten anderer vorbeugender Maßnahmen zu identifizieren und zu bewerten: In der Verkehrsforschung umstritten ist, ob durch ein Tempolimit, z.B. innerstädtisch ein Tempo von 30 km/h oder auf Autobahnen ein Tempo von 120 km/h, sich der Schadstoffausstoß absenken lässt. Befürworter dieser Maßnahme behaupten das, die Gegner bestreiten es.[93] Laut Umweltbundesamt würde beispielsweise ein Tempolimit von 120 km/h auf den Autobahnen ca. 3 Mio. Tonnen CO_2 jährlich einsparen.[94] Die Gegner des Tempolimits argumentieren jedoch, dass dies maximal 3 Prozent dessen ausmacht, was der PKW-Verkehr insgesamt an CO_2 ausstößt.[95] Ein Tempolimit wäre somit zwar nicht völlig wirkungslos für die Umwelt, eine nachhaltige Senkung ist dadurch grundsätzlich aber nicht zu erwarten.

Eine wesentlich sinnvollere Maßnahme zur Reduzierung von Schadstoffen sind nach hiesigem Dafürhalten technische Nachrüstungen von solchen Autos, die beim Schadstoffausstoß die Grenzwerte überschreiten[96] – nicht nur durch eine Adaption der Motorensoftware sondern durch eine tatsächliche Hardwareaufrüstung. Diese Maßnahme müsste auf Kosten der Hersteller erfolgen – was jedoch durch die Autoindustrie abgelehnt wird.

Immer wieder wird auch gefordert über City-Mautgebühren den Verkehr besser zu steuern und so die Belastungen durch Schadstoffe, aber auch den Lärm in den Innenstädten zu begrenzen.[97] Intelligente verkehrspolitische Steuerungskonzepte sind sicher ein sinnvoller Baustein zur Reduzierung von Schadstoffbelastungen, ob diese Konzepte sich allerdings nur über die Erhebung von Mautgebühren bewerkstelligen lassen, ist nach hiesigem Dafürhalten doch mehr als fraglich.

Darüber hinaus sollte die Autoindustrie viel stärker auf Alternativen zum Verbrennungsmotor setzen, um so grundsätzlich die Schadstoffbelastung zu reduzieren. Insbesondere sind hier der Elektromotor oder ein Brennstoffzellenantrieb mit Wasserstofftanks zu nennen.[98] Die Politik kann über die Einführung z.B. eines

---

[93] Duhr(2010).
[94] Umweltbundesamt Deutschland (2012).
[95] o.V. (2014).
[96] Meinke (2018).
[97] o.V. (2006).
[98] Hommen (2018); Paschotta (2017).

Bonus-Malus-Systems für einen verstärkten Absatz von Autos mit diesen alternativen Antrieben entsprechende Anreize für die Niedrig- bzw. Nullemissionsfahrzeuge schaffen.[99] Wird beispielsweise Wasserstoff als Energieträger verwendet, entstehen – anders als beim Verbrennungsmotor – ganz oder weitestgehend unproblematische Abgase. Allenfalls können gewisse Mengen von Stickoxiden anfallen.[100]

Der Umstieg auf die genannten umweltfreundlichen Antriebstechnologien erscheint auch vor folgendem Hintergrund wichtig: Der Verbrennungsmotor verursacht – wie aus den Darstellungen unter 2 abzuleiten ist – folgendes grundsätzliches Dilemma. Die typischen Schadstoffe – beispielsweise Stickoxide und Partikel – entstehen auf gegensätzliche Art und Weise. So erzeugen Dieselfahrzeuge beispielsweise Stickoxide bei hohen Verbrennungstemperaturen, Partikel dagegen entstehen bei einer schlechten Verbrennung. Kann also die Belastung durch einen Schadstoff (NOx) durch die Absenkung der Verbrennungstemperatur reduziert werden, kann dies im Umkehrschluss einen vermehrten Ausstoß eines anderen Schadstoffs (Partikel) aufgrund der schlechteren Verbrennungsleistung bedeuten. Dieser Umstand stellt die Verfechter des Verbrennungsmotors mit Blick auf eine nachhaltige Schadstoffreduzierung vor einen Zielkonflikt.[101]

[99] Verbraucherzentrale Bundesverband (2018), S. 14.
[100] Hommen (2018); Paschotta (2017).
[101] Borgeest (2017), S. 8.

5. Fazit

Die Einhaltung von Schadstoffgrenzwerten im Straßenverkehr und insbesondere im Pkw-Verkehr ist sowohl aus umwelt-, gesundheits- und verbraucherpolitischen als auch aus industriepolitischen Gründen notwendig, da einerseits Stickoxide, Feinstaub und andere von Verbrennungsmotoren emittierte Schadstoffen ganz erhebliche gesundheitsschädliche Auswirkungen haben und anderseits da klima-politische Ziele der Europäischen Union zu erfüllen sind.[102] Entsprechend sind Maßnahmen zur Schadstoffreduktion zu ergreifen und umzusetzen. Fahrverbote für Diesel-Fahrzeuge stellen hierbei eine Option dar. Diese Fahrverbote haben jedoch nach den Auflagen des BVerwG Ausnahmecharakter und sind streng nach dem Grundsatz der Verhältnismäßigkeit zu bewerten. Im Ergebnis bringen solche zonal auszusprechenden Verkehrsverbote, wie unter 2. dargestellt, keinen umfäng-lich-nachhaltigen, sondern lediglich einen teilweisen Effekt zur Schadstoffredu-zierung. Nach hiesigem Dafürhalten sind andere Maßnahmen die erste Wahl, um einer Überschreitung von Schadstoffgrenzwerten vorzubeugen und/oder nachhal-tig entgegenzuwirken. Sinnvoll sind die technische Nachrüstung betroffener Fahr-zeuge, intelligente Verkehrsteuerungsinstrumente und insbesondere mittelfristig der grundsätzliche Umstieg der Automobilindustrie auf alternative, schadstoffar-me Antriebe.

---

[102] Verbraucherzentrale Bundesverband (2018), S. 13.

Literatur

Annenberg, Susan C. (2017): Impacts and mitigation of excess diesel-related NO$_x$ emissions in 11 major vehicle markets, in: Nature 2017; 545, S. 467-471; abrufbar unter: https://www.nature.com/articles/nature22086; letzter Zugriff: 25.06.2018.

Borgest, Kai (2017): Manipulation von Abgaswerten. Technische, gesundheitliche, rechtliche und politische Hintergründe des Abgasskandals Springer-Verlag, Wiesbaden.

Bonavida, Benjamin (2010): Nitric Oxide and Cancer, Springer, New York.

Cesaroni, Giulia u.a. (2014): Long term exposure to ambient air pollution and incidence of acute coronary events: prospective cohort study and meta-analysis in 11 European cohorts from the ESCAPE Project, in: BMJ 2014; 348:f7412; abrufbar unter: https://www.bmj.com/content/bmj/348/bmj.f7412.full.pdf; letzter Zugriff: 25.06.2018.

Kolar, Jörgen (1990): Stickstoffoxide und Luftreinhaltung. Grundlagen, Emissionen, Transmision, Immissionen, Wirkungen, Springer, Berlin Heidelberg.

Klingenberg, Horst (1995): Automobil-Messtechnik, Band C, Springer, Berlin, Heidelberg.

van Basshysen, Richard/ **Schäfer**, Fred [Hg.] (2017): Handbuch Verbrennungsmotor. Grundlagen, Komponenten, Systeme, Perspektiven, 8. Aufl., Springer-Verlag, Wiesbaden.

Zentralanstalt für Meteorologie und Geodynamik [Hg.] (2014): Unser Klima – was, wann, warum, facultas.wuv, Wien.

Internetlinks

Assayesch, Yvonne (2018): Dieselverbot in den Städten: So stark gefährden Emissionen unsere Gesundheit, in: www.focus.de/gesundheit/news/nicht-nur-stickoxide-dieselverbot-in-den-staedten-so-gefaehrden-emissionen-unsere-gesundheit_id_8530821.html; letzter Zugriff: 25.06.2018.

Duhr, Michaela (2010): Streit um generelles Tempo 30, in: www.zeit.de/auto/2010-11/tempo-30-2; letzter Zugriff: 25.06.2018.

Freytag, Andreas (2018): Retten Fahrverbote die Umwelt?, in: www.wiso-net.de/document/WWON__WW%2021022100; letzter Zugriff: 25.06.2018.

Hommen, Mario (2018): Das Wasserstoff-Auto ist längst da, in: www.handelsblatt.com/auto/nachrichten/antrieb-der-zukunft-das-wasserstoff-auto-ist-laengst-da/20901898.html?ticket=ST-5921183-I5pSkrnBgKr3fq1lxfde-ap2; letzter Zugriff: 25.06.2018.

Köllner, Christiane (2018): Bundesverwaltungsgericht liefert Begründung zum Diesel-Urteil, in: www.springerprofessional.de/dieselmotor/emissionen/bundesverwaltungsgericht-liefert-begruendung-zum-diesel-urteil/15784282; letzter Zugriff: 25.06.2018.

Künzli, Nino/ **Franck**, Ulrich/ **Hoffmann**, Barbara/ **Brunekreef**, Bert/ **Plaß**, Dietrich/ **Schikowski**, Tamara/ **Chossiere**, Guillaume [Hg.] (2017): Diesel-Skandal – Wissenschaftler widersprechen Schlussfolgerungen der Abgeordneten zu gesundheitlichen Schäden durch Stickoxide NOx, in: www.sciencemediacenter.de/alle-angebote/rapid-reaction/details/news/diesel-skandal-wissenschaftler-widersprechen-schlussfolgerungen-der-abgeordneten-zu-gesundheitlich; letzter Zugriff: 25.06.2018.

Meinke, Ulf (2018): Grüne zweifeln am Sinn von Fahrverboten für Diesel-Autos, in: https://www.waz.de/politik/gruene-zweifeln-am-sinn-von-fahrverboten-fuer-diesel-autos-id213919367.html; letzter Zugriff: 25.06.2018.

Nefzger, Emil (2018): Warum Fahrverbote auch für neuere Diesel sinnvoll wären, in: www.spiegel.de/auto/aktuell/diesel-fahrverbote-warum-sie-auch-fuer-neue-diesel-sinnvoll-sind-a-1196019.html; letzter Zugriff: 25.06.2018.

o.V. (o.J.): Die Hauptschadstoffe in den Abgasen von Motorfahrzeugen, in: www.energie-umwelt.ch/definitionen/1141-schadstoffe-in-den-abgasen#hc; letzter Zugriff: 25.06.2018.

o.V. (2006): CO2-Ausstoß. Umweltbundesamt fordert Tempolimit, in: www.focus.de/auto/ratgeber/unterwegs/co2-ausstoss_aid_121687.html; letzter Zugriff: 25.06.2018.

o.V. (2008): Schifffahrt. Hohe Belastung für Küstenstädte, in: www.focus.de/wissen/natur/schifffahrt-hohe-belastung-fuer-kuestenstaedte_aid_325903.html; letzter Zugriff: 25.06.2018.

o.V. (2014): Verkehrsforschung. Was bringt ein Tempolimit?, in: www.br.de/themen/wissen/tempolimit-verkehr-autobahn-100.html; letzter Zugriff: 25.06.2018.

o.V. (2015): Schadstoffe im Autoabgas, in: www.welt.de/motor/news/article147006432/Schadstoffe-im-Autoabgas.html; letzter Zugriff: 25.06.2018.

o.V. (2017a): Abgase und Schadstoffe, in: www.ngk.de/de/technik-im-detail/lambdasonden/grundlagen-abgaswissen/abgase-und-schadstoffe; letzter Zugriff: 25.06.2018.

o.V. (2017b): Wie schädlich sind Diesel-Abgase und was bringen Umweltzonen wirklich?, in: www.focus.de/auto/news/abgas-skandal/fahrverbote-und-umweltzonen-wie-schaedlich-sind-diesel-abgase-und-was-bringen-umweltzonen-wirklich_id_6715232.html; letzter Zugriff: 25.06.2018.

o.V. (2018a): Bundesverwaltungsgericht erlaubt Diesel-Fahrverbote, in: www.rbb24.de/politik/thema/2017/abgasalarm/beitraege/bundesverwaltungsgerich t-zu-diesel-fahrverboten.html; letzter Zugriff: 25.06.2018.

o.V. (2018b): Ammoniak, in: https://de.wikipedia.org/wiki/Ammoniak; letzter Zugriff: 25.06.2018.

Raaschou-Nielsen, Ole u.a. (2013): Air pollution and lung cancer incidence in 17 European cohorts: prospective analyses from the European Study of Cohorts for Air Pollution Effects (ESCAPE), in: The Lancet Oncology, Band 14, Nr. 9, S. 813-822, abrufbar unter: www.thelancet.com/journals/lanonc/article/PIIS1470-2045(13)70279-1/abstract; letzter Zugriff: 25.06.2018.

Paschotta, Rüdiger (2017): Abgas, in: www.energie-lexikon.info/abgas.html; letzter Zugriff: 25.06.2018.

Saar, Dorothee (2018): Schadstoffe, in: www.duh.de/themen/luftqualitaet/schadstoffe; letzter Zugriff: 25.06.2018.

Seilnacht, Thomas (2017): Das Auto und seine Abgase, in: www.seilnacht.com/Lexikon/Auto.htm; letzter Zugriff: 25.06.2018.

Umweltbundesamt Deutschland (2012): Trägt ein Tempolimit überhaupt zur Umweltentlastung bei?, in: www.umweltbundesamt.de/themen/verkehr-laerm/verkehrsplanung/tempolimit#textpart-1; letzter Zugriff: 25.06.2018.

Umweltbundesamt Deutschland (2016a): Feinstaub, in: www.umweltbundesamt.de/themen/luft/luftschadstoffe/feinstaub; letzter Zugriff: 25.06.2018.

Umweltbundesamt Deutschland (2016b): Wirkungen auf die Gesundheit, in: www.umweltbundesamt.de/themen/luft/wirkungen-von-luftschadstoffen/wirkungen-auf-die-gesundheit#textpart-1; letzter Zugriff: 25.06.2018.

Umweltbundesamt Deutschland (2016c): Grenzwerte für Schadstoffemissionen von PKW, in: www.umweltbundesamt.de/sites/default/files/medien/376/bilder/dateien/tabelle_gr enzwerte_fuer_schadstoffemissionen_von_pkw.pdf; letzter Zugriff: 25.06.2018.

Umweltbundesamt Deutschland (2017a): Emission von Feinstaub der Partikel-größe PM10, in: www.umweltbundesamt.de/daten/luft/luftschadstoff-emissionen-in-deutschland/emission-von-feinstaub-der-partikelgroesse-pm10#textpart-3; letzter Zugriff: 25.06.2018.

Umweltbundesamt Deutschland (2017b): Emission von Feinstaub der Partikel-größe PM2,5, in: www.umweltbundesamt.de/daten/luft/luftschadstoff-emissionen-in-deutschland/emission-von-feinstaub-der-partikelgroesse-pm25#textpart-1; letzter Zugriff: 25.06.2018.

Umweltbundesamt Deutschland (2017c): Gesundheitsrisiken der Bevölkerung durch Feinstaub, in: www.umweltbundesamt.de/daten/umwelt-gesundheit/gesundheitsrisiken-der-bevoelkerung-durch-feinstaub; letzter Zugriff: 25.06.2018.

Umweltbundesamt Deutschland (2017d): Ermittlung der Feinstaubbelastung – Exposition am Wohnort, in: www.umweltbundesamt.de/daten/umwelt-gesundheit/gesundheitsrisiken-der-bevoelkerung-durch-feinstaub#textpart-1; letzter Zugriff: 25.06.2018.

Umweltbundesamt Deutschland (2017e): Stickoxid-Belastung durch Diesel-Pkw noch höher als gedacht, in: www.umweltbundesamt.de/presse/pressemitteilungen/stickoxid-belastung-durch-diesel-pkw-noch-hoeher; letzter Zugriff: 25.06.2018.

Umweltbundesamt Österreich (2018): Hintergrundinformation. Trends der NOx-, SO2-, NMVOC-, NH3- und PM2,5-Emissionen. Aktuelle Ergebnisse der österreichischen Luftschadstoff-Inventur, in: www.umweltbundesamt.at/fileadmin/site/umweltthemen/luft/EMI_Sonstiges/Hintergrundinformation_Luftschadstoff-Inventur.pdf; letzter Zugriff: 25.06.2018.

Verbraucherzentrale Bundesverband (2018): Kraftstoffverbrauch von Autos senken: Klima schützen, Verbraucher entlasten, in: www.vzbv.de/sites/default/files/downloads/2018/03/22/180226_vzbv-position_zu_co2-grenzwerten_final.pdf; letzter Zugriff: 25.06.2018.

Rechtsprechung

Bundesverwaltungsgericht (2018a), Urteil vom 27.02.2018 - BVerwG 7 C 26.16: (Beschränkte) Verkehrsverbote für (bestimmte) Dieselfahrzeuge - Luftreinhalteplan Düsseldorf, in: www.bverwg.de/de/270218U7C26.16.0; letzter Zugriff: 25.06.2018.

Bundesverwaltungsgericht (2018b): Urteil vom 27.02.2018 - BVerwG 7 C 30.17: Verkehrsverbot (u.a.) für Dieselfahrzeuge in der Umweltzone Stuttgart, in: www.bverwg.de/de/270218U7C30.17.0; letzter Zugriff: 25.06.2018.

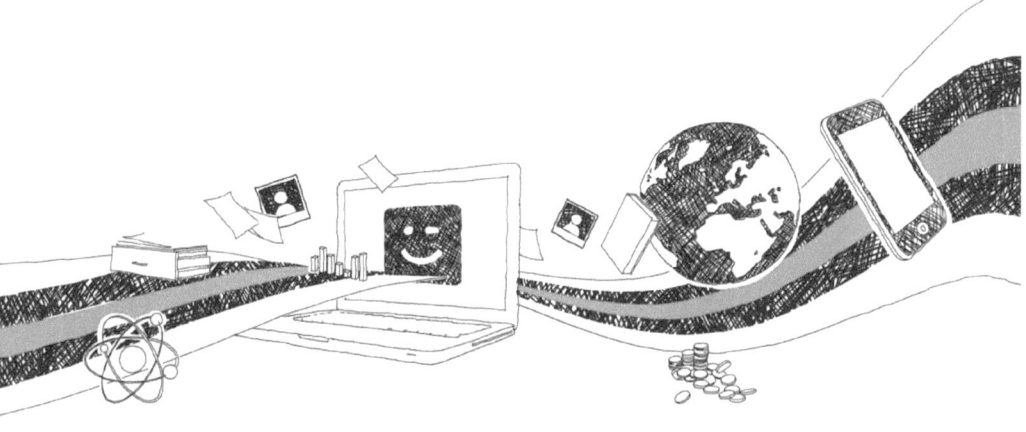
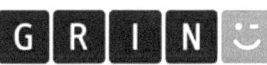